EXERCÍCIOS EM CASA PARA PERDER PESO

AUMENTAR A MASSA MUSCULAR, TONIFICAR OS ABDOMINAIS, BÍCEPS, TRÍCEPS E NÁDEGAS, TREINO PARA MULHERES E HOMENS

Jessy M. Brown

Direitos Autorais 2019© Jessy M. Brown

Todos os direitos reservados. Nenhuma parte desta publicação pode ser reproduzida ou distribuída sob qualquer forma ou por qualquer meio, eletrônico ou mecânico, incluindo fotocópia, gravação ou por qualquer sistema de armazenamento ou recuperação de informações, sem a permissão prévia por escrito dos autores.

Primeira Edição

Tabela de Conteúdos

Introdução

É um facto da vida moderna que a maioria das pessoas não faz exercício suficiente.

Isto, juntamente com uma dieta que é pesado em açúcar e fast food carregado de gorduras, levou a uma onda de pessoas obesas e com excesso de peso na maioria dos países ocidentais, uma onda de maré que está se tornando cada vez mais difícil de reverter.

O problema é que, para a maioria das pessoas, é muito fácil e conveniente não fazer exercício.

Se precisar dos princípios básicos da

vida quotidiana - mesmo que seja apenas uma caixa de leite ou um pão - é mais rápido e mais conveniente entrar no carro e conduzir até à loja do que caminhar.

Se você tiver que chegar ao terceiro ou quarto andar quando for ao escritório, é mais fácil (embora nem sempre mais rápido) pegar o elevador ao invés das escadas.

Entretanto, muitos povos são dispostos pagar centenas ou mesmo milhares dos dólares cada ano para ser um membro de um gym ou de um clube fashionable da aptidão a fim permanecer na forma.

Isto não faz muito sentido, por isso este livro está aqui para te dizer que não tem de ser assim.

Vou ensinar-te a pôr o teu dinheiro no bolso e a fazer exercício de uma forma natural, de uma forma que nem te apercebes.

A humanidade sobreviveu durante milhares de anos antes que alguém tivesse a ideia de "exercitar-se no ginásio".

É claro que a esperança de vida do homem moderno aumentou significativamente nos últimos duzentos anos, mas eu suspeito que isso tem pouco a ver com a proliferação de ginásios de luxo e ginásios caros.

A boa notícia é que o exercício pode ser feito naturalmente todos os dias. Com um pouco de pensamento, não é difícil pensar em muitas oportunidades para se exercitar sem ter que recorrer a gastar o dinheiro ganho em taxas de ginástica.

Vamos começar por ver porque é que o exercício é tão importante na vida moderna.

Porque é que o exercício é tão importante?

Para a maioria das pessoas, beber ou fazer exercício tende a ser reativo.

Isto é, tem que haver algo acontecendo na sua vida que o force a reavaliar o que está fazendo. Algo acontece que os faz perceber que precisam de mais exercício como forma de mudar as coisas que dão errado em suas vidas.

Por exemplo, muitas pessoas chegam a um ponto em suas vidas quando finalmente reconhecem o que sabem há muito tempo, que estão acima do peso ou obesas. Talvez mais importante ainda, depois de finalmente aceitarem que o seu peso é realmente um problema, eles tomam uma decisão consciente de fazer algo a esse respeito. Conseqüentemente, fazem uma dieta da perda do peso de alguma descrição e, para a maioria de povos, exercitar-se é parte do processo da perda do peso.

A parte mais triste é que se esse excesso de peso ou pessoas obesas tivessem regulado a sua ingestão de calorias e exercido regularmente com antecedência, eles nunca teriam atingido o estado que exige uma acção tão drástica.

Outros podem decidir começar a se exercitar em um esforço para retardar o processo de envelhecimento, muitas vezes em um momento de suas vidas em que finalmente entendem que a chegada da morte do ceifeiro está muito mais próxima do que imaginavam.

Isto é bom, mas também é um caso clássico de "mais vale tarde do que nunca". O fato é que se as pessoas que se exercitam tarde na vida o tivessem feito apenas vinte ou trinta anos antes, seus esforços para atrasar o inevitável teriam sido mais eficazes.

Essa é a questão do exercício que muitas pessoas ignoram. O exercício não deve ser algo que se faça de forma reactiva, num ponto em que tem de ser feito numa tentativa de inverter algo que já aconteceu.

O exercício deve ser visto como um passo proactivo que todos podem dar como uma das melhores medidas preventivas que podem tomar.

O aumento da actividade física irá
aumentar a sua frequência cardíaca e
fortalecer todos os músculos do seu corpo.
O coração é apenas um músculo e todos
os músculos são fortalecidos quanto mais
frequentemente são trabalhados.

Este aumento resultante na actividade
cardíaca acelerará automaticamente a
circulação sanguínea através do seu
corpo, que por sua vez irá fornecer mais
oxigénio e nutrientes a todos os seus
órgãos.

O exercício regular ajuda a aumentar a
capacidade dos pulmões para absorver e
usar oxigénio, é eficaz na redução da
gordura corporal e reduz os níveis de
açúcar e de "mau" colesterol no sangue.

Um programa de exercícios regulares
(se iniciado cedo o suficiente) também

pode ajudar a retardar o inevitável processo de envelhecimento.

O exercício irá fortalecer o corpo, tornando-o mais resistente a doenças e lesões.

O exercício físico regular também melhora a sua qualidade de vida em geral. Faz-te sentir melhor física e mentalmente.

Permite-vos desfrutar de tudo o que fazem muito mais do que faziam antes, porque aumentaram a vossa energia e vitalidade e isso permite-vos envolverem-se mais em tudo o que está a acontecer.

Todos estes são benefícios que você pode desfrutar simplesmente começando a se exercitar agora, em vez de esperar até que você "tenha que" por uma razão ou outra.

Então, eu estou defendendo a inscrição em um dos "clubes de fitness de luxo" mencionados acima ou a inscrição (e pagar por isso) em um ginásio caro? Absolutamente não!

Há dezenas de oportunidades para "exercitar" durante o curso do dia médio, e é realmente apenas uma questão de tomar as decisões certas, como você vai ver.

Em algumas partes do mundo, o exercício é uma parte natural da vida, porque as pessoas em muitos lugares simplesmente não têm as escolhas que aqueles que vivem nos países ricos do Ocidente têm.

Por exemplo, eles não comem hambúrgueres ou batatas fritas a cada dois dias, porque não há nenhuma loja de fast food no shopping local (na verdade, não há nenhum shopping local).

Eles não entram no carro para ir a todo o lado, porque não têm carro, e como não há autocarros, vão a todo o lado.

Estas pessoas são obrigadas a adoptar um estilo de vida que, em muitos aspectos, é mais saudável do que aquele a que a maioria das pessoas nos países ocidentais desenvolvidos está habituada, porque não têm outra escolha.

Você tem uma escolha, e cabe a você escolher viver de uma maneira que beneficie você e sua saúde, ao invés de prejudicá-la.

Parte dessa escolha é fazer exercício regularmente, e quanto mais cedo você começar a trabalhar o seu corpo um pouco mais do que você faz agora, melhor ele será.

> ## Algumas precauções

Exercício é bom para você, mas você precisa ter certeza de que você é capaz de lidar com o que você planeja fazer antes de começar.

Especialmente se você não tem exercitado regularmente por um tempo, faz sentido para obter um físico completo antes de iniciar qualquer regime de exercício.

Informe o seu médico porque está a fazer o check-up e o que planeia fazer, porque pode ter alguns conselhos ou sugestões para o ajudar a racionalizar os seus planos.

Também compreender que a maioria das pessoas que não exercitaram por algum tempo deve começar lentamente, não importa qual a forma de exercício que eles planejam seguir.

Tentar fazer muito, muito rapidamente pode ser potencialmente mais prejudicial do que não fazer nada, porque o estresse que você exerce sobre o seu corpo pode ser muito grande. O risco de ferimentos ou pior ainda é muito maior se você tentar fazer as coisas muito rapidamente.

Outra coisa que você deve fazer antes de iniciar qualquer regime de exercícios é reconhecer e aceitar sua idade e condição física geral.

Embora todos nós gostemos de acreditar que ainda podemos fazer coisas que poderíamos fazer na adolescência e nos anos vinte, quando você chega à segunda metade da sua vida, a verdade é que você simplesmente não pode fazer o que você poderia em um dado momento.

Aceite-o e tente evitar vê-lo como um desafio a ser vencido. Fazer isso provavelmente levará você a tentar fazer muito, e novamente, que pode aumentar significativamente o risco de lesão.

A lesão é uma das formas mais seguras de parar o seu programa de exercícios a seco, pelo que o maior risco inerente a fazer demasiado cedo não vale a pena.

Andar a pé é a primeira coisa que deves fazer

Quando foi a última vez que andaste por aí?

Não estou a falar de caminhar nas montanhas e entrar em vales profundos. Também não me refiro a marchas na estrada.

Pensa nisso. Quando foi a última vez que te esforçaste para andar, em vez de saltares no carro ou no metro?

Caminhar é uma das formas mais fáceis e eficazes de exercício aeróbico (exercício que aumenta a frequência cardíaca e, portanto, a circulação sanguínea) que existe e é algo que está disponível para todos sem nenhum custo.

Na verdade, andar poupa-lhe dinheiro e ajuda-o a proteger o mundo em que vivemos.

Poupa dinheiro na sua conta de combustível e reduz a quantidade de poluentes gerados pelo carro que são bombeados para a atmosfera que todos nós respiramos, por exemplo.

Caminhar regularmente ajuda a reduzir o risco de doença cardíaca, osteoporose e alguns tipos de câncer, bem como reduzir a gordura corporal e a pressão arterial. Ao contrário de muitas outras formas de exercício (por exemplo, jogging), caminhar é de baixo impacto e baixa intensidade, portanto, o risco de lesões também é minimizado.

Se você andar alguns quilômetros até a loja em vez de pegar o ônibus ou o metrô, então você faz um favor a si mesmo, além de economizar um dólar ou dois no bolso.

Caminhar é algo que você pode fazer a qualquer hora, em qualquer lugar e a um custo absolutamente zero. Tudo que você precisa é de um par de sapatos confortáveis, de preferência com solas acolchoadas para proteger seus pés e a parte superior de couro (ou outros materiais naturais, como lona) que lhe permitirão respirar.

Muitos sapatos desportivos modernos são construídos inteiramente com materiais sintéticos (normalmente alguma forma de plástico) e, por conseguinte, a sua utilização leva a uma acumulação insalubre de suor. Isso pode levar a condições fúngicas como o pé de um atleta, e ter tal condição reduziria seriamente seu programa de exercícios, então usar os sapatos certos desde o início é extremamente importante.

Talvez penses que não tens tempo ou hipótese de andar? Deixa-me dizer-te, isso é só uma desculpa.

Todos têm a oportunidade de caminhar se estiverem dispostos a fazer pequenos ajustes na forma como vivem suas vidas diárias.

Por exemplo, se você usa o transporte público para trabalhar todos os dias - o metrô ou o ônibus - que tal descer algumas paradas cedo e andar pela rua?

o resto do caminho? Você vai adicionar

cinco minutos ao seu tempo de viagem, mas se isso pode adicionar mais alguns anos à sua vida, você não consideraria isso uma compensação razoável?

Você já pensou em levar as crianças para a escola, em vez de empilhá-las na parte de trás do caminhão e dirigi-las pela milha que você leva? Não só seria bom para você andar, mas também ensina aos seus filhos bons hábitos desde muito cedo, e há pesquisas que indicam que as crianças que aprendem que andar é uma boa idéia quando são jovens tendem a continuar a fazê-lo durante toda a sua vida.

Você protege a sua própria saúde e a dos seus filhos durante anos com apenas uma pequena mudança na sua rotina diária.

Que tal levarmos o cão a passear de manhã e mais uma vez, a última coisa à noite?

Não tens um cão? Você não precisa de um cão com pedigree, então vá até o centro de resgate ou abrigo de cães local e encontre um novo amigo de quatro patas.

Andar com o cão desta forma pode significar sair da cama dez minutos mais cedo, mas, como sugeri anteriormente, não é uma compensação razoável por mais alguns anos?

Às vezes, por muito boas que sejam as tuas intenções, vais ter de usar o carro. Se, por exemplo, você trabalha em um local remoto sem transporte público adequado, ou precisa ir ao shopping local para fazer uma semana inteira de compras, então você provavelmente não tem escolha a não ser dirigir.

Nesta situação, e se você estacionar seu carro no estacionamento no ponto mais distante do seu destino e andar algumas centenas de metros?

Se estás a fazer compras, vais empurrar um carrinho com todas as tuas compras da loja para o teu carro, o que acrescenta um pouco mais de esforço (i.e., exercício) ao que estás a fazer, e se estás a trabalhar, então não vais usar nada pesado todos os dias, por isso não há desculpa para não fazeres isto!

Quanto tempo devo andar?

A resposta a essa pergunta é: quanto mais você andar, melhor e mais sua saúde será beneficiada.

No início, pelo menos, tenha calma com caminhadas curtas de dez minutos. Comece cada passeio relativamente devagar e suavemente, acelerando no meio, e termine com um breve "cool down" quando for dar um passeio.

Gradualmente (mas não muito gradualmente) aumentar este a andar pelo menos 30 minutos por dia, pelo menos cinco vezes por semana, embora não seja necessário que você se exercitar para os trinta minutos completos da sessão. Três de dez minutos

Andar a pé seria, por exemplo, igualmente eficaz, por isso, se isso se encaixar melhor na sua rotina diária, então é assim que se faz.

No entanto, você também deve ter em mente que trinta minutos por dia, cinco vezes por semana, é o tempo mínimo que você deve dedicar a caminhar, não o seu objetivo final. Se conseguires conduzir uma hora por dia, isso é ainda melhor!

Se leva a sério os seus passeios (e lembre-se que estamos a falar da sua saúde e bem-estar, como deve fazer), pode querer investir num pedómetro com o qual pode contar o número de passos que dá todos os dias.

Use-o para estabelecer quantos passos

você dá em um dia normal e depois tente aumentar esse número em pelo menos mais 2.000 passos como sua meta inicial.

A um ritmo acelerado, que representa um par de milhas extra por dia, por isso é um bom começo, mas isto deve ser considerado apenas como um começo. Tente aumentar este número o máximo que puder e a sua saúde irá inevitavelmente beneficiar dos seus esforços.

É natural que haja momentos em que você esteja menos motivado do que outros para dar seu passeio. Isto é quando ter um cão com quem se exercitar pode ser um grande motivador, ou levar crianças para passear serviria um propósito semelhante.

Caso contrário, caminhar também pode

ser uma forma muito sociável de exercício, então e se você tentar reunir um grupo de amigos ou colegas de trabalho para caminhar juntos?

Alguns daqueles povos estão pagando provavelmente centenas dos dólares em quotas da sociedade do gym agora mesmo, e se você puder mostrar-lhes como podem começar exatamente os mesmos benefícios do exercício para livre, a seguir são mais do que prováveis aceitar seu desafio.

Escadas: Tudo o que você precisa

Esquece o elevador!

Muitas pessoas, especialmente aquelas que vivem em cidades congestionadas, trabalham em torres de escritórios. Eles usam o elevador todos os dias de suas vidas para ir do andar térreo até o andar onde seu escritório está localizado.

Outros utilizam elevadores em lojas de departamento, torres de apartamentos, etc.

Esqueça o elevador e tomar as escadas, porque subir escadas é uma das formas mais eficazes de exercício aeróbico que você pode fazer.

Isto foi claramente provado por um estudo britânico realizado há cerca de dez anos, quando os investigadores descobriram que, para pessoas moderadamente sedentárias, apenas alguns minutos a subir escadas todos os dias melhoravam comprovadamente a sua saúde cardiovascular.

Este estudo foi de particular interesse porque apoiou a ideia de que tomar vários jactos curtos de exercício todos os dias fará uma diferença significativa na sua saúde (daí a ideia de que pode andar dez minutos por dia três vezes, em vez de apenas uma sessão de trinta minutos).

O estudo exigiu que 20 mulheres em idade universitária vivendo vidas relativamente sedentárias subissem 200 degraus em menos de dois minutos e meio.

Isso representou um ritmo "rápido, mas confortável" de acordo com os pesquisadores que conduziram o estudo, mas na primeira vez que o fizeram, serviu para desencadear os ritmos cardíacos dos participantes do teste até cerca de 90% dos ritmos cardíacos máximos esperados.

Apesar disso, os participantes do teste passaram de uma promoção por dia durante a primeira semana para seis por dia na sexta e sétima semanas.

Portanto, isso significava que os sujeitos do teste subiam escadas durante cerca de treze minutos e meio por dia no final do teste, o que (se o ponto não estiver claro) representa menos de um quarto de hora de exercício razoavelmente rigoroso por dia.

No final deste programa de exercícios relativamente modesto (e completamente gratuito), as mulheres testadas estavam muito mais bem preparadas do que antes. Todos os indicadores melhoraram consideravelmente. O ritmo cardíaco imediatamente após a subida tinha diminuído notavelmente e a respiração também tinha diminuído, indicando que precisavam de menos oxigénio para "alimentar" os seus esforços.

Por outro lado, os seus níveis de HDL tinham aumentado, o que é bom, porque a lipoproteína de alta densidade também é por vezes referida como "bom" colesterol. Níveis altos de HDL no sangue parecem desempenhar um papel na redução do risco de infarto do miocárdio, enquanto níveis baixos parecem fazer o contrário, aumentando o risco de doença cardíaca.

É claro como ele pode ser eficaz para subir as escadas como um exercício, e ainda mais se você subir as escadas em pares.

Isto aumenta significativamente o trabalho que os músculos das pernas têm de fazer, e que por si só aumenta os efeitos aeróbicos do seu exercício a um nível notável.

Tudo isto prova uma coisa.

Não precisa de fazer exercício durante horas para usufruir dos benefícios que um "exercício" lhe trará. Menos de 15 minutos de subir escadas por dia irão melhorar significativamente a sua saúde aeróbica geral e não lhe custará nada.

Então, da próxima vez que você for ao

escritório ou à loja e se sentir tentado a entrar em um elevador cheio, quente e suado, pense nisso por um momento.

Aproveite ao máximo a sua casa e jardim

Na análise final, o exercício não é nada mais do que fazer o seu corpo trabalhar, queimando energia usando os seus músculos para atingir certos objectivos que definiu para si próprio.

Em tempos passados, quando o trabalho físico era muito mais comum e importante, o homem não precisava realmente se preocupar com o que é essencialmente uma exigência artificial como uma forma de queimar energia.

Hoje em dia, o estilo de vida ocidental em geral envolve muito pouco trabalho físico baseado no trabalho, daí a necessidade de pensar em formas de exercício.

Administrar uma casa e uma casa requer trabalho e esforço, no entanto, se você perceber ou não, você está exercitando cada vez que você tenta qualquer tipo de tarefas em torno da casa.

Por exemplo, muitas mulheres achavam que aspirar e limpar o pó da casa era tedioso e entediante. Limpar janelas, passar a ferro e lavar roupa provavelmente também não seria uma das actividades mais divertidas.

No entanto, todas essas atividades representam um exercício que você nem sabe que está fazendo, como evidenciado pelo fato de que 15 minutos de aspiração e poeira queimam mais 40 quilocalorias para uma mulher de 40 anos que pesa 78 quilos e mede 165 centímetros.

Isso não é muito, mas indica que estás
a trabalhar e, por isso, estás a fazer uma
espécie de exercício, mesmo sem te
aperceberes disso.

Cortar a relva, cavar no jardim e
mondar terá um efeito igualmente
benéfico, com quinze minutos de fazer
este tipo de actividade queimando mais de
cinquenta calorias para a mesma mulher.

Uma vez que "jardinagem" é uma
atividade que muitas pessoas gostam e
passam muitas horas envolvidas, há o
potencial para um exercício sério.
Suspeito que a maioria das pessoas nunca
consideraria isto um exercício, por isso é
muito mais fácil de fazer.

O carro está sujo? Em caso afirmativo,
esqueça a ideia de o levar para a lavagem
de carros, porque lavar as mãos por si

próprio tem muitos benefícios. Não só poupará o dinheiro que teria gasto na lavagem de carros e fará a sua parte para ajudar o ambiente, como também será capaz de se esticar, pois terá de alcançar o tejadilho do carro, dobrar e trabalhar os músculos. Estes são músculos que geralmente não são usados se trabalhar em um ambiente de escritório sedentário.

No caso da lavagem do carro, mesmo a um ritmo suave e agradável - afinal, não se trata de uma corrida -, queimará 150 quilocalorias por hora.

Você tem filhos ou um membro da família que mora relativamente perto de você tem uma família? Faça um favor a eles levando as crianças ao parque para um jogo suave do que você quiser - futebol, beisebol, críquete, tênis - não importa o esporte que seja.

A questão é que é bom para todos vós, tanto física como espiritualmente, não custa nada e irá dar-vos um grande apetite.

Queres andar mais depressa?

Talvez andar a pé não seja para ti, por isso aqui está uma alternativa.

Da próxima vez que entrares no carro, aponta para a loja de bicicletas e compra uma bicicleta.

Como método de passar do ponto A ao ponto B, o ciclismo tem quase tudo a seu favor e muito poucas desvantagens.

Para começar, o ciclismo é um grande exercício, além de ser desafiador, sociável e muito divertido.

É amigo do ambiente - não são emitidos

poluentes quando se utiliza a potência dos pedais - utiliza todos os principais grupos musculares da metade inferior do corpo, e dá ao seu coração um excelente treino também.

Para muitas pessoas que não podem praticar outros desportos, como o jogging, devido ao impacto e à pressão que este desporto exerce sobre as suas articulações, o ciclismo é ideal.

Porque a bicicleta suporta a maioria do peso de seu corpo, o impacto em suas junções é reduzido significativamente quando você estiver em sua bicicleta, assim que cycling é algo que quase qualquer um pode fazer.

Ele queima calorias e ajuda a reduzir os níveis de gordura em seu corpo também, por isso, se você está interessado em perder peso enquanto se diverte, ciclismo seria definitivamente um esporte a considerar.

Outra vantagem do ciclismo é que a maioria de nós já o pode fazer, pelo que não é necessário qualquer treino especial adicional. Isso pode ser uma vantagem em comparação com outras formas de exercício em que o treinamento é necessário, porque a própria idéia de passar por um programa de treinamento pode desencorajá-lo de se envolver em primeiro lugar. No entanto, uma vez que você sabe andar de bicicleta, é um caso de, uma vez aprendido, nunca esquecido.

Se quiser começar a andar de bicicleta, a primeira dica é que, tal como acontece com todas as formas de exercício, deve começar devagar, especialmente se não fez nenhum exercício no passado recente (e essa condição aplica-se a um grande número de pessoas!).

A próxima coisa que tens de fazer é decidir que tipo de bicicleta queres. Há muitos tipos diferentes disponíveis, tais como bicicletas de estrada de corrida, bicicletas de turismo e bicicletas de montanha.

O que planeias fazer na tua bicicleta e onde a queres andar? Resposta essa pergunta, e dir-lhe-á que tipo de bicicleta é o mais melhor para você.

Nem todos têm acesso às mesmas instalações e recursos ou utilizarão as suas bicicletas para os mesmos fins, porque estes factores variam de país para país e, por vezes, de área para área.

Por exemplo, nem toda a gente anda de

bicicleta nas estradas, porque uma das poucas desvantagens do ciclismo é que pode ser muito perigoso fazê-lo em muitos locais, porque o nível de condução dos automóveis e dos condutores varia muito.

Em alguns países (o Reino Unido é um ótimo exemplo) há um número crescente de ciclovias em algumas das mais belas áreas do campo, então você pode decidir pedalar off-road se tiver acesso a esses recursos e instalações. Isto irá, naturalmente, indicar a direcção de uma bicicleta de montanha em vez de uma máquina de corridas de estrada.

No Japão, é comum ver uma mãe levar duas crianças do jardim de infância para a escola de bicicleta. Nesta situação, uma bicicleta urbana é a melhor opção.

Portanto, todos vão escolher a sua bicicleta de acordo com suas necessidades específicas, então tente estabelecer quais são os seus antes de investir em uma bicicleta.

Não seja demasiado orgulhoso fazer exame de um olhar em lojas second-hand quando você está procurando uma bicicleta qualquer um. Você encontrará alguns barganhas surpreendentes, e (como um navegador de loja de segunda mão ávido) é surpreendente que quase cada loja que eu visitei sempre parece ter bicicletas quase permanentemente no estoque! Também, tente recursos em linha como Overstock, onde você pode comprar bicicletas novas a preços de fábrica, assim como sites de leilão como o eBay.

Depois de ter optado pelo ciclismo, deve investir em equipamento básico, como um capacete de segurança aprovado e luzes adequadas para a sua máquina (dianteira e traseira).

Transportar um conjunto básico de ferramentas e uma câmara de ar sobressalente (que você deve saber como mudar) é uma boa idéia, e usar roupas brilhantes e refletivas ajudará você a ficar seguro, não importa onde você esteja andando de bicicleta.

No início, continue andando em um terreno razoavelmente plano até que você tenha construído resistência e resistência, e esteja preparado para pernas muito duras no dia seguinte ao seu primeiro par de passeios. Isso diz-te que estás a trabalhar músculos que já não são usados há algum tempo, por isso é uma coisa boa mesmo que não te sintas assim na altura!

Depois de ter construído a partir deste ponto de partida, comece por incluir colinas e inclinações nas rotas de ciclismo que escolheu, uma vez que isso irá aumentar o trabalho que tem de fazer enquanto pedala, e isso aumenta consideravelmente os benefícios aeróbicos do seu treino de ciclismo.

Como mencionado no início desta secção, o ciclismo pode ser um passatempo muito sociável, e se quiser desfrutar mais do seu ciclismo, porque não aderir a um clube de ciclismo local? Existem muitos recursos online onde você pode encontrar informações sobre esses grupos, como Cycling England, Bicycle Tours USA e Cycling News.

Além disso, há sites que oferecem muita orientação e ajuda geral sobre ciclismo, como a página de ciclismo About.com e Why Cycle, que é um site baseado no

Reino Unido que está cheio de bons
conselhos e idéias que podem ser usadas
quando você pedala em qualquer lugar.

Submergir!

Outro excelente desporto de baixo impacto que quase todos podem praticar é a natação.

Natação é um grande exercício que coloca um mínimo de estresse no seu corpo enquanto trabalha com todos os principais grupos musculares em todo o seu corpo.

Porque seu peso de corpo é sempre suportado inteiramente pela água quando você estiver nadando, é um formulário do exercício que não tenha literalmente nenhum impacto em suas junções, fazendo o completamente ideal para qualquer um.

É um desporto que requer apenas o equipamento mais básico - um fato de banho (obviamente!) mais óculos para melhorar a sua visão subaquática e proteger os seus olhos. Algumas pessoas também preferem usar tampões para os ouvidos enquanto nadam (especialmente aqueles que são susceptíveis a infecções nos ouvidos), embora isso não seja estritamente necessário.

A natação é um excelente exercício aeróbico completo, pois trabalha todos os músculos do corpo. Quanto mais "golpes" de natação (por exemplo, golpes no peito, costas, etc.) você sabe, mais benefícios você terá ao nadar. Isso ocorre porque as diferentes ações necessárias para cada acidente vascular cerebral naturalmente requerem diferentes grupos musculares para uma aplicação bem sucedida.

Para obter todos os benefícios da

natação você precisa saber nadar, mas nunca é tarde demais para começar a aprender.

A maioria das piscinas locais oferece aulas para todos, desde os bebés mais novos aos adultos, por isso não deve ser difícil encontrar um lugar onde possa aprender e não tenha vergonha de se juntar à turma.

Você certamente não vai ficar sozinho, no entanto, se você é do tipo que pode ser tímido sobre este tipo de coisa, então deve ser possível receber aulas particulares.

Faça um esforço para reservar um tempo cada semana para que você possa ir nadar, e ir com seus amigos ou (melhor ainda) com seus filhos, pois isso vai aumentar consideravelmente a diversão do que você está fazendo. Quanto mais divertido for, menos parece um exercício real.

Como sempre, comece devagar, porque embora a natação seja o desporto mais suave em termos do impacto negativo do "choque" que terá no seu corpo (não há nenhum), continua a ser cansativo. Seu coração estará recebendo treinamento sério quando você estiver nadando, embora você provavelmente não vai perceber o fato, então não tente fazer muito e muito rápido.

Depois de teres os fundamentos no lugar - pelo menos podes nadar - então, para obteres o máximo benefício da tua nova habilidade, deves considerar pôr em prática algum tipo de plano.

Caso contrário, é muito fácil entrar em

uma rotina, fazendo o mesmo número de comprimentos de piscina todos os dias, e isso pode se tornar tedioso muito rapidamente. Quando o fizer, você pode começar a perder o interesse, ir cada vez menos para a piscina e não vai demorar muito até você parar de ir completamente. E depois começas tudo de novo, sem qualquer exercício.

Aqui está um plano geral para tirar o máximo partido da natação. Este plano irá aumentar seriamente os seus níveis de fitness em dois períodos de quatro semanas. Cada uma destas quatro semanas consiste em três semanas de treino de natação activa seguidas de uma semana de recuperação e relaxamento.

Se isso parecer imediatamente assustador ou perturbador, não se assuste. Este não é um programa para aqueles que estão planejando se tornar nadadores de classe olímpica! Entretanto, é projetado ser um programa que traga aumentos visíveis nos níveis da aptidão o mais cedo possível, assim, se esse for o objetivo principal do exercício, a seguir este é ideal para você.

Os fundamentos deste plano são essencialmente os mesmos, no entanto, muitas vezes você estará nadando, assim como os objetivos. O que você vai fazer é melhorar sua forma física enquanto aprende melhores técnicas de natação, para que você possa nadar com mais eficiência.

Isto é importante, porque ficar mais forte enquanto se aplica uma técnica ruim não vai realmente ajudá-lo. Embora o objetivo principal seja ficar em forma através do exercício, melhorar suas habilidades de natação também é um ponto central deste plano.

Em termos práticos, técnica e aptidão andam de mãos dadas, no sentido de que você não pode maximizar uma sem focar na outra. Por outro lado, é impossível focarmo-nos em ambos ao mesmo tempo, o que pode levar à frustração e à sensação de que não estamos a melhorar ou de que não estamos a chegar a lado nenhum.

Portanto, este programa mistura o desenvolvimento de habilidades de natação e exercício físico, mas não ao mesmo tempo.

É um plano de treino que se centra principalmente na satisfação da sua necessidade geral de melhorar os níveis gerais de fitness, mas continua a ser um plano de treino altamente adaptável. Em outras palavras, se o seu objetivo de longo prazo vai além de simplesmente se adaptar um pouco mais, então você pode modificar este plano para atender às suas necessidades específicas.

Por exemplo, se está à procura de nada mais do que um bom treino aeróbico, então este plano irá funcionar para si tal como está, porque correr pelo plano apenas uma vez irá aumentar drasticamente os seus níveis de fitness.

Se você quiser então fazer exame de sua aptidão ao nível seguinte, repita simplesmente o programa e continue fazendo o até que você alcance o ponto onde você está feliz.

na sua condição. Então, é apenas um caso de manter essa condição com sessões de natação regulares.

Este é um plano sistemático, então você precisa ter um lápis e papel para escrever as coisas. Alguns cálculos também são necessários, portanto, uma calculadora também pode ser útil. Alternativamente, digite tudo em seu computador em um documento do Word e também use a calculadora embutida.

Na primeira semana de quatro, cada sessão de treino deve durar 45 minutos. Destes, passe os primeiros 9 minutos de aquecimento com um pequeno alongamento suave junto à piscina, seguido de um pouco de natação moderada. Passe os nove minutos seguintes na sua técnica de natação, seguidos de vinte e dois minutos do seu período principal de treino físico. Neste período, nadar em jejum por trinta segundos, séguido de 30 segundos em ritmo médio, outros trinta segundos em jejum e depois descansar por trinta segundos. Isto é repetido até que o período termine. Finalmente, há um período de arrefecimento de cinco minutos de natação suave.

Nas próximas três semanas, aumente o período de formação "principal" em 5-10% por semana. Isto não é à custa de nenhuma das outras sessões, por isso o seu tempo total de piscina deve aumentar ao longo das semanas.

Decida quantas sessões de natação você pode fazer por semana e siga esse plano. Seja o mais consistente possível, por isso, se fizer cinco sessões na primeira semana, tente fazer o mesmo (ou o mais próximo possível) todas as semanas.

Se possível, tente também aumentar o

seu período de treino "principal" em cada sessão. Se, por exemplo, você estiver planejando um aumento total de 10% durante a semana e tiver cinco sessões escritas, comece com um aumento de 5%, depois 6% na próxima sessão, 7% na seguinte e assim por diante.

Mesmo no final do ciclo total de oito semanas, você não deve nadar mais de 75 minutos por sessão no total, e eu não recomendo que você aumente seu treino principal em mais de 10% em uma determinada semana. Um aumento da meta de cinco a dez minutos por semana de treinamento "principal" é um bom alvo.

Certifique-se de completar cada 'secção' de cada sessão de treino e de descansar até um minuto entre cada 'secção' da sessão.

Em cada secção das suas sessões de treino, faça tudo tantas vezes quantas puder, para que não perca nenhum do seu tempo de treino.

Lembre-se que este plano se baseia em três semanas de treino activo, seguidas de uma semana de descanso, depois mais três semanas de treino e uma semana de descanso. Certifique-se de que, ao iniciar cada novo período de treino de três semanas, o faz a partir do momento em que terminou o último programa de três semanas. Se, por exemplo, você terminou seu último período de três semanas com um grande treino

40 minutos de tempo de programa, esse é o ponto de partida. Você NÃO recomeçará novamente e é claro que isto ainda está sujeito a um máximo de 75 minutos por sessão no total.

Este programa irá certamente melhorar
os seus níveis de fitness simplesmente
porque está a fazer exercício
regularmente.

Em termos de técnica, no entanto, as
melhorias podem não ser tão fáceis de
reconhecer por si mesmo, por isso é uma
boa idéia pedir ajuda a outros que podem
lhe dar uma avaliação imparcial de quanto
você melhorou e o que você ainda tem
que fazer em termos técnicos.

Se você tem um amigo que é um
nadador forte, ou talvez alguém que é um
especialista reconhecido, como um salva-
vidas, seria uma boa pessoa para pedir
ajuda.

Caso contrário, sua piscina local pode
ter um treinador de natação e, nesse
caso, você pode reservar algumas sessões

de treinamento profissional como forma de identificar e então "eliminar" qualquer defeito ou fraqueza técnica.

Lembre-se que a ideia de melhorar a sua técnica não é tornar-se um nadador de classe internacional! No entanto, sem uma boa técnica também não obterá os máximos benefícios em termos de fitness, por isso não negligencie o aspecto técnico da natação.

Faz isto... Salta!

Saltar é outra excelente forma de exercício aeróbico que você pode fazer literalmente a qualquer hora, em qualquer lugar.

Ajuda a melhorar tanto o coração como os pulmões, bem como a melhorar a flexibilidade, a coordenação e, claro, a forma física.

Saltar pode parecer uma opção fácil à primeira vista, mas você pode achar que pode ser muito mais difícil do que você pensa se você decidir continuar a saltar por um certo período de tempo. Lembre-se que os pugilistas usam o pular como parte integrante de seus programas de treinamento entre jogos, e eles não são geralmente conhecidos por fazer as coisas da maneira mais fácil, então você deve dizer a eles como o pular é eficaz como uma forma de exercício de treinamento.

O salto também representa treinamento de alta intensidade, como indicado pelo fato de que vinte minutos de salto queimam 250 quilocalorias de energia. É ideal para ajudar a dar forma e tonificar a parte inferior do corpo, especialmente os bezerros, quadris, coxas e nádegas.

Na verdade, saltar é directamente comparável a correr a 12 km/h em termos de energia queimada, mas como se trata de uma actividade que envolve um nível de impacto inferior ao de correr, é muito mais suave nas articulações e menos susceptível de causar lesões do que bater nas calçadas ou utilizar uma máquina de corrida.

No entanto, saltar implica obviamente saltar para cima e para baixo, pelo que é necessário ter em conta algumas consequências. Portanto, é necessário tomar algumas precauções básicas e sensatas.

Por exemplo, você deve ter certeza de ter uma corda que seja o comprimento correto para a sua altura.

Para testar isso, apoie-se na corda no ponto médio e levante as alças em cada extremidade. Se a corda for do comprimento correto, então o ponto onde a corda e os punhos se encontram deve estar em um nível com as axilas.

Se for muito curto, precisa de uma corda mais comprida. No entanto, se for muito longo, tudo que você precisa fazer é encurtá-lo artificialmente, atando nós na

corda o mais próximo possível dos cabos.
Esta é uma boa ideia se mais de uma
pessoa usar a mesma corda.

Quando estás a saltar, podes também
reduzir os efeitos potencialmente adversos
do impacto de "aterragem" usando
sapatos com solas acolchoadas e tentando
saltar em superfícies que têm algo para
"ceder".

Por exemplo, saltar sobre um piso de
madeira (que tem algum "flex") será
melhor do que saltar sobre um piso de
telha ou concreto.

Para a maioria de nós, a última vez que
saltámos foi provavelmente há muitos
anos, por isso, caso se tenha esquecido,
aqui estão os princípios básicos de como
saltar para obter o máximo de benefícios
do exercício:

-   Levante-se, mas relaxe enquanto o faz, e tente respirar normalmente.

-   Mantenha os cotovelos ao nível da cintura, mas os braços devem se estender lateralmente em um ângulo de cerca de 90 graus em relação ao corpo.

-   Você precisa aperfeiçoar um movimento circular do pulso para girar a corda de salto.

-   Segure as alças da corda sem apertá-las e use seus polegares e dedos indicadores como um meio de controlar a corda.

- Salte das bolas dos seus pés e tente amortecer a sua aterragem (que deve estar de volta nas bolas dos seus pés) flexionando os joelhos.

Esta não é a competição olímpica de salto em altura! Só precisas de saltar alto o suficiente para permitir que a corda passe debaixo dos teus pés. Se você conseguir fazer isso com sucesso, então fazer cerca de 60 voltas por minuto (ou seja, uma por segundo) deve ser um objetivo inicial alcançável.

Vai ser preciso um pouco de prática, mas depois de dominares estes conceitos básicos, então podes querer começar a fazer alguns truques e a saltar 'acrobacias', tanto como forma de tornar a tua sessão um pouco mais interessante como também para mostrar os teus novos talentos!

Acredite ou não, de acordo com o site da Federação Internacional de Saltos à Corda, há mais de cem truques simples de corda que você pode aprender, incluindo os favoritos, como o "salto duplo", o "esquiador" e o "sino":

Saltar é uma forma de exercício muito simples mas extremamente eficaz que qualquer pessoa pode fazer em qualquer lugar. Não subestime seus benefícios só porque você não pulou em uma corda uma vez desde o dia em que você deixou a escola!

Alongamento, dobragem e tonificação

Até agora, todos os formatos de exercício que considerámos têm-se concentrado no lado aeróbico do exercício, fazendo actividades que vão queimar energia enquanto se trabalha um pouco mais o coração e os pulmões.

No entanto, nem todos os exercícios são necessariamente aeróbicos, pois há muitos exercícios que se concentram mais em tonificar e moldar o corpo, aumentando coisas como flexibilidade e flexibilidade.

Tais exercícios não são menos benéficos do que os exercícios aeróbicos que vimos até agora, e você pode se surpreender com quantas maneiras é possível praticar esses exercícios sem fazer muito esforço óbvio.

Comecemos agora a examinar alguns destes exercícios.

Vamos começar pelo... Yoga

O Yoga tem sido praticado em todo o mundo há cerca de 5.000 anos, e é um exercício activo que consiste essencialmente numa combinação de posições, posturas e posturas. Em conjunto, eles irão melhorar a sua força e flexibilidade enquanto servem para baixar os níveis de stress enquanto acalmam o seu "eu interior".

Embora para os propósitos deste livro estejamos a focar-nos no yoga como uma forma de exercício, o yoga é, de facto, muito mais do que isso. É uma forma completa de vida, reunindo o espírito, a mente e o corpo do homem num sistema unificado de crenças e ações.

Existem vários tipos ou ramos de yoga, com os exercícios que vamos ver (conhecidos como 'Asanas') a fazer parte do ramo iogue chamado Hatha Yoga (que significa yoga forçado) que é especialmente popular no Ocidente.

Os exercícios iogues são compostos por muitos asanas, todos com diferentes graus de dificuldade em termos físicos. No entanto, o grau de dificuldade física é apenas parte da história, porque muitas posturas iogues focam menos na natureza física da postulação em questão, e muito mais no aspecto espiritual.

Por exemplo, a pose ou posição que parece ser a menos exigente fisicamente é a pose de "shava-asana" ou de cadáver. Isto requer que o aluno se deite de costas, com as mãos ao lado.

Em termos físicos não poderia ser mais fácil, mas a questão é que o que você está realmente tentando fazer é deixar o corpo e a mente totalmente quietos e relaxados. Sem essa quietude total, o 'shave-asana' não é realmente completo, de acordo com o pensamento iogue.

Embora manter seu corpo completamente imóvel possa não ser tão difícil, fazer o mesmo com sua mente é muito mais difícil, a ponto de muitas pessoas acharem tudo menos impossível. Experimentar o 'shava-asna' é, portanto, extremamente fácil, mas alcançá-lo correctamente não é definitivamente assim.

Exercícios incomuns que você nunca pensou

Como sugerido anteriormente, focar na

tonificação do corpo é tão importante quanto queimar energia através do exercício aeróbico.

No entanto, há várias partes do corpo que a maioria de nós nunca considera que precisam de exercício.

Seu corpo inteiro necessita o exercício se as várias partes de seu corpo forem permanecer em condições perfeitas.

Nesta secção, vou olhar para algumas das partes do corpo que são mais frequentemente negligenciadas, e como as podes exercitar usando actividades diárias simples e directas.

> ***Exercitar o rosto***

É quase certo que o seu rosto é uma parte do seu corpo que você nunca considerou exercer.

Mas você precisa dele, especialmente se quiser abrir seus recursos, remover linhas de pele e obter uma expressão mais clara e mais jovem.

Exercitar a face é utilizar os músculos faciais que são menos utilizados na vida diária, pois isso fortalece esses músculos e, portanto, a face se torna mais flexível e expressiva.

Antes de iniciar estes exercícios, você deve dar uma boa olhada no espelho para decidir quais exercícios você deve focar pessoalmente. Se, por exemplo, você for naturalmente um desdém, então não se preocupe com o exercício de desdém. Em vez disso, concentre-se em sorrir ou piscar, por exemplo.

   Aqui estão quatro exercícios faciais
extremamente fáceis e indolores que você
pode começar a fazer agora mesmo:

   Sorrir: Parafraseando uma frase de
Casablanca, "Sabes sorrir, não sabes?".
Se não, eis como fazê-lo para tirar o
máximo partido do sorriso.

   Com a cabeça numa postura ereta mas
relaxada, aperte as bochechas para cima
enquanto estende os lábios sobre os
dentes ao mesmo tempo.

   Mantenha a posição por alguns
segundos, depois relaxe e repita o
processo. Faça isso de 15 a 20 vezes por
sessão, e tente fazê-lo pelo menos uma
vez por dia.

Tente sorrir para outras pessoas com mais frequência também. Você pode ficar surpreso com o quanto isso o faz sentir-se espiritualmente melhor, e as respostas que obtiver irão mais do que justificar o pequeno esforço envolvido.

Afogamento: Neste exercício, você começa com a cabeça reta, mas relaxada, só que desta vez você vai apertar os músculos da testa e abaixar as sobrancelhas enquanto você faz isso. Segure o franzido resultante por alguns segundos e depois solte-o, e faça o exercício 15-20 vezes por sessão.

Este é um exercício que deve somente ser feito na moderação, como o overuse destes músculos fazendo este exercício demasiado regularmente ou pode frequentemente conduzir ao desenvolvimento de linhas e de enrugamentos facial não desejados.

Bocejo: Com a cabeça na (já) tradicional posição vertical e relaxada, vire a cabeça ligeiramente para um lado para que um olho seja empurrado ligeiramente para a frente. Feche o olho mais proeminente e mantenha-o fechado por um segundo ou dois. Abra o olho novamente e repita a operação 15 a 20 vezes com o mesmo olho.

Então, vire sua cabeça para o outro lado de modo que o olho oposto fique em primeiro plano, e repita todo o processo com esse olho.

Novamente, você provavelmente não quer exagerar neste exercício em particular, pois isso pode levar à formação (ou aceleração) de finos vincos e rugas

nos cantos dos olhos que são comumente
chamados de "linhas de riso".

Além disso, eu recomendaria que este é
um exercício que é feito em um lugar
privado, porque fazendo isso em público
ou com pessoas que você não conhece ao
redor você poderia dar-lhes uma idéia
completamente errada.

A língua twitches: Este é um exercício
que você só deve fazer privadamente ou
com pessoas que você conhece. Enquanto
piscar o olho a estranhos pode dar-te
muita atenção indesejada, é muito mais
provável que te bata na cara ou te bata
no nariz, por isso tem cuidado onde e
quando decidires fazer este exercício!

Comece a partir da posição relaxada,
mas vertical da cabeça e comprime os
lábios ligeiramente. Então, tire sua língua

da boca (sim, como quando você era criança) e depois remova-a.

Assumindo que você não anda regularmente puxando a língua para as pessoas, esta é uma ação que os músculos na parte de trás da língua raramente realizam. Enquanto sua língua está acostumada a se mover para cima e para baixo e de lado a lado dentro da boca enquanto você está comendo ou falando, esse "empurrão de trás para frente" está usando os músculos de uma maneira que eles não estão acostumados.

Repita este exercício 15-20 vezes por sessão.

> **_Exercícios de pés e pernas_**

Se viajou recentemente num voo de longo curso, provavelmente sabe que muitas das principais companhias aéreas estão a demonstrar segurança.

vídeos que enfatizam a importância de mover seus pés e pernas durante o vôo. Isto é para neutralizar o aumento do risco de trombose venosa profunda que pode fazer com que você passe várias horas em uma cabine pressurizada.

Da mesma forma, cada vez mais pessoas passam a maior parte do seu dia de trabalho sentadas e, portanto, não usam as pernas tanto quanto deveriam.

Às vezes eles vão ao banheiro e talvez saiam do escritório para almoçar, então eles não estão totalmente ociosos, mas eles quase certamente não estão usando os músculos das pernas e costas tanto quanto deveriam.

Tal como os vídeos que vês nos aviões, vou mostrar-te várias formas de fazeres com que os teus músculos funcionem mesmo quando estás sentado.

Cruzamento de pernas: Este exercício é exactamente o que parece, mas como os vídeos de segurança no plano sugerem, mesmo movendo as pernas e os pés enquanto está sentado pode estimular o fluxo sanguíneo e a actividade muscular nas suas pernas.

Por conseguinte, é simplesmente uma questão de se sentar na sua cadeira, relaxar e depois cruzar uma perna para cima e para cima da outra. Mantenha essa posição final por menos de um segundo - neste caso, é a ação e o movimento que são importantes, não a posição final - e depois volte à posição original relaxada.

Faça o mesmo 15-20 vezes e repita as ações para a outra perna.

- Swinging: Este exercício é quase uma extensão do movimento de travessia que usamos no último.

Depois de cruzar as pernas, você deve balançar o pé na parte superior para a frente e depois para trás novamente em um movimento de pêndulo.

Isto faz com que os músculos da parte de trás das pernas se contraiam e expandam no esforço para elevar o pé, e isto estimula os músculos e aumenta o fluxo sanguíneo nas pernas.

Como sempre, repita 15 a 20 vezes para

cada perna, e tente não o fazer num ambiente onde possa correr o risco de chutar os outros durante o exercício.

O tornel: Este é fácil, mas eficaz para manter os seus bezerros e tornozelos, em particular, em boa forma.

Também pode fazê-lo sentado na sua cadeira ou no chão da sua casa, com as pernas esticadas à sua frente.

Tudo que você tem que fazer é girar os pés nos tornozelos para que os dedos dos dois pés estejam apontando um para o outro, e então voltar para trás novamente para que os calcanhares façam o mesmo. Repita isto quantas vezes quiser (pelo menos 20 seria bom) e utilize este exercício sempre que estiver sentada durante longos períodos como forma de "arrefecer" as suas pernas.

Dica, toque: Mesmo batendo os dedos dos pés no chão, manterá os pés, tornozelos e barriga das pernas activos e assegurará que os seus músculos são estimulados para estimular o fluxo sanguíneo nas pernas inferiores.

Quer esteja a usar sapatos no escritório ou sentado em casa descalço, basta levantar os dedos esquerdos do chão e bater-lhes novamente duas ou três vezes. Descanse por um momento - você não deve precisar de muito tempo, pois isso não é extenuante - e então repita. Faça isso de 15 a 20 vezes com o mesmo pé e depois repita o exercício com o pé oposto.

Este é um exercício que se faz melhor com música!

> ***Exercícios de Costas e Glúteos***

Mude e levante: Este é um exercício que pode fazer para fortalecer os músculos da zona lombar e das nádegas (em particular) enquanto está sentado. Portanto, isso é algo que pode ser feito mesmo enquanto você está no trabalho, embora dada a natureza do elemento "levantamento" do exercício, eu realmente não recomendo que você faça isso enquanto fala com outras pessoas no escritório, por exemplo. Podia fazê-los pensar que há algo de errado contigo.

Entretanto, este é um exercício grande para reduzir toda a rigidez ou dor que possa resultar de sentar-se na mesma posição por um período de tempo prolongado, e strengthens também aqueles músculos.

Enquanto estiver na sua cadeira, relaxe

e depois aperte o músculo em uma nádega e segure-o por alguns segundos, levantando-o levemente enquanto você faz isso.

Relaxe e depois repita. Faz isto 15 a 20 vezes por nádega.

Hip Swing: Este é um ótimo exercício para fazer se você estiver de pé por qualquer período de tempo, pois alivia a tensão nas pernas e estimula

o sangue flui através de toda a parte inferior do seu corpo. Ajuda também evitar a dor traseira mais baixa que afflicts alguns povos se forem forçados a estar por muito tempo.

Enquanto estiver de pé, deixe o joelho direito relaxar e amolecer, enquanto ao mesmo tempo empurra o quadril esquerdo para um lado. Puxe o quadril para trás e repita a mesma ação 15-20 vezes.

Depois disso, deixe seu joelho esquerdo dobrar e relaxar, e force seu quadril direito para fora da mesma maneira.

- Levantar: Pegue num saco - um saco de plástico do supermercado, ou qualquer outra coisa que tenha pegas adequadas para o levantar fará o truque.

Coloque algum peso no saco - mais uma vez, é bastante irrelevante exactamente o que é, desde que pese pelo menos alguns quilos (as garrafas de água são ideais para isto, porque sabes que uma garrafa de um litro pesa quase exactamente um quilo).

Segurando seu braço direito para baixo a um lado, dobre seus joelhos até que você possa alcançar o saco no chão e, em seguida, levantá-lo esticando seus joelhos para cima. Levante até que suas pernas estejam retas novamente, segure a posição "para cima" por alguns segundos e depois coloque o saco de volta no chão dobrando os joelhos mais uma vez.

Repita 15 vezes em um lado do corpo e depois repita no lado oposto.

Quando feito correctamente, isto é, dobrando os joelhos e não pelas costas, este exercício é excelente para fortalecer a parte inferior das costas, nádegas e ancas, mas também ajuda a manter os braços e coxas em boa forma.

- Faz-nos encolher os ombros:
  Este é um exercício que as ajudas não somente mantenham a parte

traseira mais baixa forte, mas
sejam também uma maneira eficaz
de liberar a tensão que pode
construir acima nos ombros e na
garganta. Ajuda-o a manter os seus
braços e ombros tonificados e em
forma ao mesmo tempo.

Também pode ser feito em pé ou
sentado.

Onde quer que esteja, simplesmente
levante os ombros em direção aos ouvidos
com o movimento clássico de encolher os
ombros, depois levante os antebraços
para uma posição em que estejam
paralelos ao chão e vire as palmas das
mãos para fora.

Finalmente, incline a cabeça para um
lado e vire-a ligeiramente do pescoço,
depois mantenha essa posição final

durante alguns segundos. Volte ao início e faça tudo de novo, mas desta vez, incline a cabeça para o lado oposto antes de virar.

Conclusão

Muito poucas pessoas desconhecem completamente o facto de que o exercício é bom para elas.

O problema é que, para muitas pessoas, mesmo quando sabem disso, a idéia de ter que entrar em uma academia e realmente passar pelo triturador físico em um esforço para ficar em forma é totalmente desagradável.

Portanto, eles escolheram ignorar o fato de que sua condição corporal está se deteriorando e seguir em frente com suas vidas exatamente da mesma forma que antes, a menos que ocorra algum evento que os faça mudar.

O ponto que eu espero que você aprecie agora depois de ler este livro é que você não tem que esperar até que você tenha que começar a se exercitar antes de tomar qualquer ação. Há literalmente dúzias das oportunidades de trabalhar alguma parte de seu corpo diário de sua vida, e tudo que você necessita fazer para começar exercitar-se é reconhecer estas oportunidades.

Nem deve o exercício físico automaticamente equacionar com trabalho duro, monotonia e dor.

Como você já viu, atividades simples como caminhar e subir escadas podem ser integradas à sua vida diária de forma rápida e quase perfeita, mas os benefícios dessas duas atividades podem ser enormes.

A linha de fundo é que não há desculpa para não começar a se exercitar agora mesmo, e tudo o que você precisa saber para fazê-lo está contido neste livro.

Não há melhor altura para começar a fazer exercício regular do que este segundo, por isso calce os seus sapatos, faça uma longa caminhada e pense em todas as outras formas de fazer do exercício uma parte integrante da sua vida a partir de agora.

Basta lembrar que tudo não vai acontecer da noite para o dia e que vai levar tempo até que você veja uma mudança em sua vida para melhor.

Agora sim, desejo-lhe o melhor em seus resultados, e lembre-se, tudo é prático; teoria sem ação não tem utilidade para você. Traz tudo o que se aprende para a vida real.

Um grande abraço, o teu amigo Jessy!

Pela maneira, quando você alcança seus resultados pouco a pouco, eu recomendo-o altamente, se você quiser aprender muito mais sobre métodos de perder o peso, meu livro, em "COMO FAZER O DIET CETOGÊNICO SEM PARAR DE COMER", é um livro que eu sou certo lhe ajude muito em sua maneira à "saúde boa". Sem mais delongas, você pode encontrá-lo no motor de busca da Amazônia, como: "Como fazer a dieta cetogênica sem parar de comer" ou procurar meu nome, como: "Jessy M. Brown"... Mais uma vez, desejo-lhe sucesso nos seus resultados!